RAPPORT

SUR LA CONSTRUCTION

D'UN

PAVILLON DES ACCOUCHEMENTS

OU MATERNITÉ

DANS LES JARDINS DE L'HOTEL-DIEU DE CLERMONT-FERRAND

PAR LES DOCTEURS E. LEDRU,

Directeur de l'Ecole d'accouchement et de l'Ecole de médecine et de pharmacie,
Chirurgien de l'Hôtel-Dieu,
Membre du Conseil d'hygiène et de salubrité publiques de Clermont,
Médecin adjoint des Epidémies,
Membre correspondant de la Société de Chirurgie, de la Société anatomique, etc.,

ET V. NIVET,

Membre correspondant de l'Académie de médecine,
Professeur honoraire de l'Ecole de médecine et de pharmacie,
Médecin honoraire de l'Hôtel-Dieu,
Directeur honoraire de l'Ecole d'accouchement,
Vice-président du Conseil d'hygiène et de salubrité publiques de Clermont,
Médecin des Epidémies,
Membre correspondant de la Société d'hygiène de Paris, etc.

CLERMONT-FERRAND

TYPOGRAPHIE ET LITHOGRAPHIE G. MONT—LOUIS

2, Rue Barbançon, 2

1891

RAPPORT

SUR LA CONSTRUCTION

D'UN

PAVILLON DES ACCOUCHEMENTS

OU MATERNITÉ

DANS LES JARDINS DE L'HOTEL-DIEU DE CLERMONT-FERRAND

PAR LES DOCTEURS E. LEDRU,

Directeur de l'Ecole d'accouchement et de l'Ecole de médecine et de pharmacie,
Chirurgien de l'Hôtel-Dieu,
Membre du Conseil d'hygiène et de salubrité publiques de Clermont,
Médecin adjoint des Epidémies,
Membre correspondant de la Société de Chirurgie, de la Société anatomique, etc.,

ET V. NIVET,

Membre correspondant de l'Académie de médecine,
Professeur honoraire de l'Ecole de médecine et de pharmacie,
Médecin honoraire de l'Hôtel-Dieu,
Directeur honoraire de l'Ecole d'accouchement,
Vice-président du Conseil d'hygiène et de salubrité publiques de Clermont,
Médecin des Epidémies,
Membre correspondant de la Société d'hygiène de Paris, etc.

CLERMONT-FERRAND

TYPOGRAPHIE ET LITHOGRAPHIE G. MONT-LOUIS

2, Rue Barbançon, 2

1891

RAPPORT

SUR LA CONSTRUCTION

D'UN

PAVILLON DES ACCOUCHEMENTS

OU MATERNITÉ

DANS LES JARDINS DE L'HÔTEL-DIEU DE CLERMONT-FERRAND [1]

La construction d'une Maternité et d'une Ecole départementale d'accouchement, dans les dépendances de l'Hôtel-Dieu de Clermont, a été proposée, en 1880, au Conseil général du Puy-de-Dôme, par M. le docteur A. Blatin.

Cette grande entreprise n'avait pas été sérieusement examinée, aucune épidémie grave ne s'était montrée ré-

---

(1) Ce Rapport est extrait du *Compte-Rendu des travaux des Conseils d'hygiène et de salubrité publiques du département du Puy-de-Dôme*, année 1889, publié en 1890.

Conformément aux indications renfermées dans l'article 9, § 7, du décret du 18 décembre 1848, toutes les propositions relatives à l'hygiène et à la salubrité, contenues dans ce Rapport, ont été soumises à l'examen du Conseil d'hygiène et de salubrité publiques de Clermont, qui les a approuvées dans la séance du 20 mars 1889.

cemment dans les établissements hospitaliers destinés aux indigentes enceintes et accouchées; elle fut ajournée.

Lorsque nous avons repris sérieusement l'étude de cette question, en 1888, nous nous sommes surtout préoccupés des dangers que couraient les indigentes enceintes et accouchées admises dans les salles insalubres de l'Hôtel-Dieu, et nous avons demandé aux administrations intéressées la création, dans les jardins de notre grand hôpital, d'un nouveau pavillon des accouchements, qui sera bâti et distribué d'après les règles de l'hygiène la plus sévère et deviendra la sauvegarde des malheureuses qui fréquenteront cet établissement.

Le nouveau pavillon sera prochainement, pendant l'été, l'annexe de l'Ecole de médecine et de pharmacie de Clermont; puis, lorsque le Conseil général aura réuni les ressources nécessaires pour faire construire une Ecole départementale d'accouchement à côté du nouveau pavillon, celui-ci deviendra, pendant l'hiver, une dépendance de cette dernière Ecole.

En attendant que ce beau rêve se réalise, nous allons nous occuper de l'étude des causes qui ont motivé la construction nouvelle, des ressources qui permettront de la payer et des règles hygiéniques qui doivent présider à son installation.

Insalubrité du Service actuel des accouchements de l'Hôtel-Dieu.

Ce service se compose : 1° d'une salle humide située au rez-de-chaussée, contenant douze lits. Dans cette salle se trouvent réunies les femmes et les filles enceintes indigentes, celles dont les suites de couche sont naturelles et celles qui sont atteintes de maladies puerpérales contagieuses; 2° d'une salle d'accouchement non moins humide, occupée par deux lits ; 3° d'une chambre dans laquelle deux sages-femmes ont contracté successivement des rhumatismes rebelles ; 4° d'une petite lingerie où tout se moisit ; 5° d'un cabinet d'aisances tout à fait primitif, qui est ordinairement infect, et d'une fosse dont le trop-plein se déverse dans un petit égout en mauvais état.

Les croisées des salles de ce service donnent dans une cour qui est au levant ; elles n'ont ni persiennes ni volets, ce qui fait que, pendant l'été, les accouchées sont nécessairement tourmentées par les ardeurs du soleil et par des quantités considérables de mouches dont elles ne peuvent se débarrasser. L'un de nous a plusieurs fois réclamé des persiennes, sans pouvoir les obtenir.

Il arrive quelquefois que les varioles, traitées dans le même corps de bâtiment, envahissent le service des accouchements. En 1878, la sage-femme a été atteinte d'une petite vérole confluente compliquée de délire, qui lui a fait courir de grands dangers.

L'année suivante, trois accouchées furent affectées de variole hémorrhagique, deux succombèrent.

En 1882, pendant les mois de juin et de juillet, à la suite de la rupture du petit égout stercoral qui passe sous les croisées de la salle d'accouchement, sur quatre femmes accouchées, trois succombèrent à des phlébites puerpérales, ayant leur siège dans les ligaments larges.

Aussi, lorsque le Maire de la Ville et le Directeur de l'Ecole de médecine et de pharmacie demandèrent la réorganisation de ladite Ecole, l'Inspecteur général et le Directeur de l'enseignement supérieur au Ministère de l'Instruction publique, qui avaient visité ce service, refusèrent-ils de procéder à cette réorganisation, parce que la clinique obstétricale de l'Ecole était installée dans des salles malsaines et insuffisantes.

Statistique mortuaire. — La statistique des décès, dans la Maternité de Paris, va nous fournir de nouveaux arguments contre ce dernier service.

Mortalité dans la Maternité de Paris.

Pendant les années	Nombre des accouchées.	Nombre des décès.	Proportion des décès pour 100.
1878.	1.321	28	2.10
1879.	1.442	31	2.20
1880.	1.379	32	2.30
1881.	1.376	28	2.20
1882.	1.712	16	1.16
1883.	2.082	23	1.11
1884.	2.245	22	0.97
1885.	2.280	20	0.87
1886.	2.308	26	1.15
1887.	2.332	29	1.24
			moyenne :
Totaux....	18.477	253	1.369

Le tableau suivant donne l'indication de la mortalité dans le service des accouchements de l'Hôtel-Dieu de Clermont, comparée à celle qui a été observée dans les salles de la Maternité de Paris, depuis le 1er janvier 1878 jusqu'à la fin de décembre 1887 (dix ans) :

SERVICE DES ACCOUCHEMENTS DE L'HÔTEL-DIEU DE CLERMONT.				MATERNITÉ DE PARIS.
MORTALITÉ				MORTALITÉ.
Pendant les années	Nombre des accouchées.	Nombre des décès.	Proportion des décès pour 100.	Proportion des décès pour 100.
1878.	43	4	0.30	2.10
1879.	55	3	5.45	2.20
1880.	56	0	0	2.30
1881.	54	2	3.70	2.20
1882.	58	5	8.62	1.16
1883.	59	0	0	1.11
1884.	63	5	7.93	0.97
1885.	94	6	6.38	0.87
1886.	71	0	0	1.15
1887.	54	1	1.85	1.24
			moyenne :	moyenne :
Totaux...	607	26	4.28	1.369

Quand on songe aux conditions dangereuses au milieu desquelles vivent les filles et femmes en couche et accouchées de l'Hôtel-Dieu de Clermont, on est étonné de voir s'écouler des années entières sans qu'aucun décès ait été signalé parmi elles. C'est pourtant ce que nous avons constaté en 1880, 1883 et 1886. Il est vrai que, depuis la fin de l'année 1882, on a employé avec beaucoup de persévérance les antiseptiques chez les femmes en travail et chez les accouchées (1).

En 1886, à l'époque où la fièvre typhoïde sévissait à Clermont, l'Administration hospitalière, d'après le conseil de M. le professeur Huguet, fit arroser toutes les salles et les passages avec une solution aqueuse de phénol.

Nous ne croyons pas que cet arrosage ait été continué après le premier semestre de l'année 1887.

Si maintenant nous comparons le tableau où est signalée la fréquence des décès dans le service des accouchements de l'Hôtel-Dieu de Clermont-Ferrand à celui de la Maternité de Paris, nous constatons les résultats suivants :

Pendant les dix années qui se sont écoulées entre le 1er janvier 1878 et le 31 décembre 1887, on a relevé les chiffres suivants : on a fait à la Maternité de Paris 18,477 accouchements et on a inscrit 253 décès, ce qui nous donne une mortalité moyenne de 1,369 pour cent.

A l'Hôtel-Dieu de Clermont, pendant la même période de temps, le nombre des accouchements a été de 607, celui des décès de 26. La proportion des morts a été de 4,280 pour cent accouchées.

---

(1) Les chiffres que nous avons publiés avec M. le professeur Ledru, dans notre *Mémoire sur la construction d'une Maternité et d'une École d'accouchement* étaient incomplets ; l'année 1883 n'était pas entière, nous l'avons complétée récemment.

Nous avons emprunté les éléments de notre tableau statistique pour les années 1878 à 1883 à la thèse de M. Bar, intitulée : *Des Méthodes antiseptiques*. Paris, 1883 ; ceux des années 1883 à 1887 nous ont été envoyés récemment par M. le Directeur de la Maternité de Paris.

Il résulte de cette comparaison que le nombre des décès, malgré l'emploi des antiseptiques a été à Clermont,
trois fois plus grand qu'à Paris.

Avant d'abandonner ce sujet, nous devons faire la part
des influences étrangères à l'insalubrité, qui ont augmenté
la proportion des décès dans le service de l'Hôtel-Dieu
de Clermont.

Toutes les femmes et les filles indigentes qui ont des
rétrécissements du bassin, des grossesses anormales ou
compliquées, réclament leur admission à l'Hôtel-Dieu, et
l'on est assez souvent obligé, avec elles, de terminer l'accouchement en faisant la version, en appliquant le forceps
ou même en faisant usage du céphalotribe. Quelques
femmes nous sont arrivées après un long voyage fait en
voiture ou en chemin de fer ; d'autres avaient déjà subi
dans leur pays des opérations faites par des médecins peu
exercés. Nous en avons vu qui avaient des déchirures de
l'utérus, des péritonites purulentes, des attaques d'éclamp-
sie au moment de leur entrée.

Les causes que nous venons de signaler ne sont pas les
seules qui aient contribué à augmenter le nombre des
morts dans les salles de la Maternité de l'Hôtel-Dieu.

Le service dans ces salles est fait par une seule per-
sonne, qui remplit les fonctions de sage-femme et d'infir-
mière. Elle est, à certains moments, obligée d'aller à la
cuisine chercher les aliments, à la pharmacie les remèdes
qui sont destinés aux femmes confiées à ses soins. Pendant ses absences, l'emploi des antiseptiques est négligé et
des imprudences sont parfois commises.

A une certaine époque, une idiote, à bassin rétréci, fut
accouchée avec le céphalotribe ; l'opération terminée, la
malade était dans un état qui n'avait rien d'alarmant.
Pendant l'une des absences de la sage-femme, cette accouchée s'enfuit dans les passages froids et pleins de courants d'air et marcha rapidement jusqu'au moment où,
ayant éprouvé une syncope, elle s'affaissa pour ne plus se

relever. Il nous semble que l'Administration agirait sagement si elle donnait une aide à la sage-femme qui, à certains moments, se trouve dans l'impossibilité de faire son service d'une manière convenable.

M. Bar, de son côté, a plaidé les circonstances atténuantes en faveur de la Maternité de Paris, qui avait cependant moins besoin d'indulgence que notre service d'accouchement de Clermont. Voici les excuses qu'il fait valoir :

« Tous les jours il se présente à la Maternité de Paris un grand nombre de femmes sur le point d'accoucher. La sage-femme en chef ne reçoit que les femmes chez lesquelles il se rencontre quelque chose d'anormal (présentation défectueuse, grossesse gémellaire, albuminurie, etc.). Autant que possible elle envoie chez les sages-femmes attachées à la Maternité toutes les personnes chez lesquelles tout fait présager un accouchement normal. La proportion des accouchements difficiles, celle des interventions sont donc beaucoup plus grandes à la Maternité que dans un hôpital qui recevrait indistinctement toutes les femmes enceintes. Mais ce qu'il ne faut pas oublier, ce sont les nombreuses femmes qui sont apportées à la Maternité après avoir subi en ville des opérations répétées faites par des mains inhabiles. Ces malades, souvent mourantes au moment de leur entrée, succombent parfois quelques heures après avoir été délivrées. Il y a là toute une série de causes qui expliquent la mortalité un peu exagérée qu'on y observe (1). »

Maladies puerpérales contagieuses.

Il y a déjà bien des années que M. le professeur Tarnier et son École ont démontré que la fièvre puerpérale est contagieuse, d'où la nécessité de prévenir les épidémies

----

(1) M. le Dr Bar : *Des Méthodes antiseptiques en obstétrique*. Thèses de concours pour l'agrégation. Paris, 1883.

de ces fièvres, ou de les amoindrir, en plaçant dans des salles distinctes, bien aérées et bien saines et ne communiquant point entre elles, les femmes enceintes, dont les suites de couches sont normales et celles qui sont atteintes de maladies puerpérales contagieuses.

Les femmes agonisantes seront également placées dans une salle spéciale.

On devra veiller avec le plus grand soin à ce que les sages-femmes et les élèves attachés au service de l'infirmerie et de la salle d'isolement s'abstiennent d'aller dans les salles des femmes enceintes et surtout dans celle des accouchées qui sont dans des conditions normales. Les maîtresses sages-femmes et les médecins eux-mêmes devront éviter de devenir les véhicules des micro-organismes qui déterminent les maladies puerpérales.

Nous sommes actuellement dans l'impossibilité de remplir ces conditions essentielles dans notre Hôtel-Dieu et dans notre Ecole départementale d'accouchement de Clermont.

Depuis 1860 jusqu'en 1886, l'un de nous, le docteur Nivet, a été chargé de la clinique obstétricale de l'Ecole de médecine et de pharmacie de Clermont, qui était établie dans le service actuel des accouchements de l'Hôtel-Dieu, dont il a signalé bien souvent l'insuffisance et l'insalubrité. Chaque fois qu'il élevait des réclamations contre l'installation défectueuse de ce service, leur solution était toujours ajournée, et les femmes enceintes, les accouchées et les femmes atteintes ou menacées de maladies puerpérales continuaient de séjourner dans la salle unique, faisant courir à leurs compagnes de grands dangers.

Et cependant on savait que les fièvres puerpérales étaient contagieuses (Tarnier). En 1862, M. Hélot, médecin de l'Hospice général de Rouen, annonçait, dans un Rapport adressé à M. le Ministre de l'Intérieur qu'il avait diminué la mortalité de moitié dans son service des ac-

couchements en plaçant dans des locaux séparés les femmes
enceintes, les accouchées, les femmes atteintes de maladies puerpérales et les agonisantes.

M. le Ministre, auquel nous empruntons cette citation,
ajoutait qu'il serait utile de généraliser ces mesures dans
les établissements hospitaliers. Il avait, disait-il, la con-
fiance que les administrations charitables s'empresseront,
dans la limite de leurs ressources, d'adopter un système
de traitement qui offre un grand intérêt pour les malades
comme pour la science (circulaire du 25 mars 1862).

Le conseil était excellent, il n'en fut pas tenu compte ;
les progrès de l'hygiène se répandent toujours avec une
grande lenteur, quand ils sont en opposition avec la rou-
tine et surtout quand ils exigent des sacrifices pécuniaires.

Réception des femmes et filles enceintes indigentes.

Arrivons maintenant à la réception des indigentes enceintes et accouchées dans le service des accouchements
de l'Hôtel-Dieu.

La loi du 7 août 1851 établit que les individus privés
de ressources, qui tombent malades dans une commune,
doivent être reçus dans l'hospice situé sur le territoire de
cette commune.

Les malades indigents des autres communes privées
d'établissements hospitaliers peuvent être admis dans un
hôpital désigné par le Conseil général, moyennant un prix
de pension fixé par le Préfet, d'accord avec la Commission administrative hospitalière. Dans ce cas, chaque administration municipale a le droit d'exercer la charité en
se soumettant à payer le prix de la journée pour les individus tombés malades sur son territoire (1).

(1) L'arrêté préfectoral du 2 janvier 1862 dit qu'un « service gratuit de Maternité
pour les femmes enceintes est institué à l'hospice dépositaire. Les femmes n'y sont admises que dans le neuvième mois de leur grossesse, à moins qu'elles ne soient reconnues.

Aucune loi récente ne parle de la réception des indigentes en état de grossesse ; mais, par un acte du 31 janvier 1844, M. le Ministre de l'Intérieur, se basant sur la loi du 24 vendémiaire an V a décidé que les femmes enceintes *doivent être rangées dans la catégorie des malades ordinaires et reçues gratuitement d'office à ce titre dans les hôpitaux* pour y faire leurs couches quand elles sont indigentes (1).

A Paris, comme à Clermont, elles sont admises pendant le neuvième mois de la grossesse, plus tôt si le travail de l'accouchement est prématuré.

C'est donc avec raison que l'arrêté préfectoral du 20 mars 1889 a mis à la charge des Hospices de Clermont les femmes et filles enceintes pauvres domiciliées sur le territoire de cette commune (2), tandis que les indigentes enceintes des autres communes du département, qui n'ont pas des droits spéciaux à l'hospitalisation gratuite dans l'Hôtel-Dieu de Clermont, ne peuvent y entrer qu'à titre de pensionnaires.

Le taux de la pension a été fixé d'un commun accord entre le Préfet et l'Administration des Hospices, à 1 fr. 50. Ce prix est modéré, si l'on songe aux dépenses que né-

en péril imminent d'accoucher. Elles doivent justifier de leur résidence dans le département et de leur état d'indigence.

Mais ni cet arrêté, ni la loi du 5 mai 1869 n'indiquent quelles sont les administrations chargées de payer les frais de séjour et d'accouchement des femmes et des filles qui sont reçues dans l'hôpital ou hospice dépositaire. La loi exonère seulement les hospices des dépenses occasionnées par les enfants assistés.

(1) Des fonds ont été votés par le Conseil général, qui permettront à M. le Préfet de faciliter l'entrée à l'Hôtel-Dieu des filles-mères domiciliées dans le département du Puy-de-Dôme.

(2) Voici la liste des communes privilégiées dont les malades, et par conséquent les femmes et filles enceintes peuvent être reçues gratuitement à l'Hôtel-Dieu, quand elles sont indigentes. Ce sont celles de Clermont-Ferrand, d'Aulnat, de Chamalières, de Cournon, du Crest, de Durtol, de Gerzat, de Lempdes, de Lussat, de Malintrat, de Manglieu, de Royat, de Rochefort, de Saint-Beauzire, de Saint-Genès-Champanelle, de Vertaizon et de Vic-le-Comte (Commission administrative des Hospices, procès-verbal du 8 juillet 1887 et annexe n° 1, cités dans le rapport du Préfet au Conseil général pendant la session d'août 1887, pages 55 et 62).

cessite l'emploi des antiseptiques pendant le travail et après l'accouchement.

Nous avons longuement insisté sur les obligations de l'Administration hospitalière, parce qu'elles ont plusieurs fois occasionné des discussions dans le sein du Conseil général. Il nous reste à ajouter une dernière observation, qui est à nos yeux la plus importante.

Nous pensons que les lois de l'hygiène imposent de la manière la plus absolue aux hospices l'obligation morale de faire exécuter la construction de la nouvelle Maternité, parce que, à l'époque où elle sera terminée, elle pourra loger sainement et convenablement les indigentes enceintes dont le traitement et les dépenses leur incombent directement.

Utilité du nouveau pavillon des accouchements.

Lorsque le nouveau pavillon des accouchements sera achevé, le Conseil général, qui porte un grand intérêt aux femmes et filles-mères indigentes des campagnes, apprendra sans doute avec une vive satisfaction que ses protégées seront installées dorénavant dans des conditions aussi favorables que possible au rétablissement de leur santé.

Et quand l'insalubrité croissante de la vieille Ecole d'accouchement, en déterminant des épidémies de plus en plus rapprochées, aura pour ainsi dire chassé les femmes enceintes indigentes hors de cet établissement et aura rendu obligatoire, pour le Conseil général, la construction d'une Ecole départementale dans les grands jardins de l'Hôtel-Dieu, au-dessous de notre nouvelle Maternité, les élèves trouveront dans ce dernier établissement les ressources nécessaires pour y faire des études cliniques sérieuses et y prendre les habitudes qu'imposent les nouvelles méthodes aux sages-femmes de notre époque.

Ces dernières profiteront de cet enseignement pratique depuis le 15 novembre jusqu'au 25 mars de l'année suivante, c'est-à-dire pendant toute la durée des cours qui ont lieu dans cet établissement.

L'Ecole de médecine et de pharmacie, qui est un établissement communal, trouvera, de son côté, dans la nouvelle Maternité, les éléments de sa clinique obstétricale, depuis le 25 mars jusqu'au 15 du mois de novembre. Ce n'est que lorsque le nouveau bâtiment aura été mis à sa disposition, qu'elle aura le droit de réclamer sa réorganisation à ses supérieurs universitaires, qui ont imposé, comme condition absolue de cette transformation, la construction d'une Maternité salubre et convenablement installée (1).

Les avantages de la nouvelle réorganisation sont faciles à prévoir. Maintenant les élèves en médecine sont obligés d'aller passer tous leurs examens de doctorat dans une Faculté de médecine : le premier, après la quatrième inscription, la première partie du second, après la dixième, ce qui les dérange de leurs études, leur impose des sacrifices considérables et leur donne le désir de rester dans la Faculté où ils sont obligés de passer ces épreuves.

Après la réorganisation de notre Ecole de médecine et de pharmacie, ils pourront subir à Clermont leur premier examen du doctorat et la première partie du second, ils n'auront donc plus aucune raison de quitter Clermont avant leur douzième inscription, c'est-à-dire avant l'expiration de leur troisième année d'études. De cette manière, un plus grand nombre d'inscriptions seront prises à notre secrétariat et rentreront dans la Caisse municipale, ce qui allégera d'autant l'allocation que la ville accorde à l'Ecole de médecine et de pharmacie. D'autre part, le recrutement des internes se fera dans de meilleures conditions, les

---

(1) Les droits du Conseil général et ceux du Conseil municipal sont nettement formulés dans les donations du docteur Nivet.

élèves qui arriveront à l'internat seront plus instruits et les services hospitaliers seront mieux faits. L'Administration hospitalière a donc tout intérêt à ce que l'Ecole soit réorganisée. Ajoutons que si cette transformation n'est pas accordée, nous resterons dans un état d'infériorité fâcheux à côté des autres établissements scolaires qui ont obtenu le privilège que nous réclamons.

Disons encore que cette mesure augmentera le nombre des élèves et que la ville tout entière profitera de l'argent qu'ils dépenseront pour leur nourriture, leur logement et leurs vêtements.

Il résulte des renseignements qui précèdent que la Maternité est un établissement aussi utile, aussi indispensable à l'Administration hospitalière qu'aux Administrations municipale et départementale, et qu'aucune d'elles n'a le droit de se désintéresser des questions qui s'y rattachent.

Projet de construction d'un pavillon des accouchements, difficultés, réalisation, ressources.

Lorsque le docteur Nivet fut mis à la retraite comme professeur d'accouchement de l'Ecole de médecine et de pharmacie, il se souvint des dangers qu'avaient couru les indigentes enceintes et accouchées confiées à ses soins pendant de nombreuses années, et il conçut la pensée charitable de consacrer une partie de sa fortune à assainir l'Hôtel-Dieu et à remplacer le service insalubre des accouchements par une Maternité présentant toutes les conditions voulues pour réduire au *minimum* la mortalité parmi les femmes et les filles qui fréquenteront cet établissement dans l'avenir.

Sur ces entrefaites, la ville de Clermont fut envahie, pendant les quatre derniers mois de l'année 1886, par une épidémie grave de fièvres typhoïdes.

M. le Préfet invita le Conseil d'hygiène et de salubrité

publiques de Clermont, dont le docteur Nivet était le vice-président, à étudier les causes qui avaient pu déterminer cette maladie et favoriser son extension, et à rechercher les moyens d'en amoindrir les effets et d'en prévenir le retour.

La visite de certains établissements insalubres fut décidée ; celle de l'Hôtel-Dieu fut confiée à MM. Daléchamps (1) et Nivet.

Cette inspection et le rapport qui en fut la conséquence retardèrent la mise à exécution des projets du docteur Nivet et lui permirent de compléter les renseignements qui lui étaient nécessaires, pour atteindre avec plus d'autorité le but qu'il poursuivait.

Au commencement du mois d'août 1888, le même docteur proposa à l'Administration hospitalière de Clermont une somme de 6,000 francs, qui devait contribuer à solder l'assainissement de l'Hôtel-Dieu et une seconde somme de 24,000 francs destinée à concourir au paiement de la construction d'une Maternité qui devait être établie dans la partie haute des jardins de l'Hôtel-Dieu, situés le long de l'avenue Vercingétorix.

Cette offre fut accueillie avec beaucoup de froideur par quelques-uns des administrateurs. Cet accueil ne modifia en rien les intentions du donateur, qui s'empressa de confier à M. le Préfet ses projets de construction et d'assainissement ; il fut encouragé, par ce dernier, de la manière la plus aimable.

Le 24 août de la même année, le docteur Blatin lut au Conseil général un excellent rapport dans lequel il disait avec raison que l'installation actuelle du service de la Maternité de l'Hôtel-Dieu était aussi insuffisant que défectueux ; il ajoutait que, pour mettre sa responsabilité à l'abri, le Conseil général devrait étudier sous peu les

---

(1) M. l'ingénieur Daléchamps est membre adjoint du Conseil d'hygiène et de salubrité publiques de Clermont.

moyens de créer, dans les dépendances de notre grand Hôpital, une Maternité conforme aux règles de l'hygiène moderne.

Il ajoutait encore que le Département devait intervenir pour une large part dans les dépenses occasionnées par la construction du nouvel établissement, qui s'impose avec une urgence que tout le monde devait comprendre.

Il exprimait, en terminant, le désir que M. le Préfet voulût bien reprendre avec l'Administration des Hospices les négociations qui n'ont pu aboutir il y a quelques années et qui avaient pour but la construction, sur les terrains de l'Hôtel-Dieu, d'une Maternité et d'une Ecole d'accouchement.

Après cette lecture, M. Côte-Blatin, qui est en même temps membre du Conseil général et administrateur des Hospices, annonça que cette dernière Administration s'était occupée avec intérêt des questions qui étaient traitées dans le rapport de M. Blatin, dont elle approuvait l'esprit et les termes; elle se montrait disposée à mettre au service du Département tous les terrains nécessaires à la création d'une œuvre éminemment utile et humanitaire.

M. le préfet Firbach, de son côté, annonçait qu'il ferait tous ses efforts « pour réaliser les désidérata formulés par l'honorable rapporteur. Il avait, du reste, pour l'encourager et lui donner l'espoir de réussir, une coopération des plus généreuses dont il hésitait à nommer l'auteur!

Sur la demande de plusieurs membres, M. le Préfet fit connaître au Conseil que l'honorable docteur Nivet offrait une somme de 30,000 francs « pour contribuer à la création de la Maternité de Clermont-Ferrand » *et à l'assainissement préalable de l'Hôtel-Dieu* ».

Des applaudissements accueillirent cette communication.

Sur la proposition de M. Franck Chauvassaignes, le Conseil vota des remerciements au docteur Nivet; mais l'étude de la question principale fut ajournée.

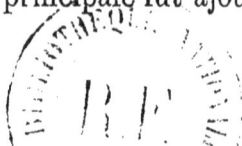

2

Jusque-là les propositions du docteur Nivet n'avaient été appuyées sur aucune des pièces pouvant servir de base à une détermination sérieuse.

Ce fut à cette époque que M. Teillard, architecte des Hospices et de la ville de Clermont, fut chargé d'exécuter les plans et devis nécessaires pour éclairer les Administrations intéressées sur les dépenses qu'entraînera cette nouvelle entreprise (1).

Le concours de M. le Préfet n'était pas douteux ; celui de M. Gasquet, maire de la ville, sollicité par le docteur Nivet, fut promis de la manière la plus positive ; enfin M. le sénateur Bardoux, membre du Conseil général, voulut bien s'intéresser à l'œuvre que nous protégeons.

Afin d'obtenir plus sûrement que ses propositions fussent acceptées, le docteur Nivet porta à 8,000 francs la somme qu'il destinait à l'assainissement de l'Hôtel-Dieu ; il maintint la promesse qu'il avait faite aux Hospices de leur donner une somme de 24,000 francs pour la construction d'une Maternité, et il offrit à la ville de Clermont 20,000 francs qui devaient recevoir la même destination.

Sur ces entrefaites, nous fîmes paraître un Mémoire dans lequel nous demandions la construction immédiate d'une Maternité dans les jardins de l'Hôtel-Dieu. Ce nouvel édifice devait offrir des logements salubres aux indigentes enceintes qui sont à la charge des hospices et aux filles-mères qui sont placées sous la protection de l'Administration départementale. L'Ecole communale de médecine et de pharmacie y trouvera les éléments de sa clinique obstétricale.

Nous invitions, en terminant, les administrations intéressées à voter les subventions nécessaires afin de rendre possible la construction de l'établissement charitable pour lequel le docteur Nivet se proposait de faire de si grands sacrifices.

(1) Lettre de l'Administration des Hospices, du 16 août 1890.

Le 22 août 1889, le Conseil municipal, sur la proposition de M. le Maire, accepta la donation du docteur Nivet et vota généreusement une somme de 30,000 francs, payable en trois annuités, pour contribuer au paiement de la nouvelle construction.

Le 27 août, le Conseil général, sur l'insistance de M. le conseiller Bardoux et de M. le préfet Alapetite, accorda une subvention de 45,000 francs, également payable en trois annuités, ayant la même destination.

Les ressources mises à la disposition de l'Administration des Hospices, pour la construction du pavillon des accouchements, comprenaient ainsi les sommes suivantes :

Donation du docteur Nivet aux Hospices.	24.000^f	»
Donation du même docteur à la ville de Clermont......................	20.000	»
Subvention du Conseil municipal........	30.000	»
Subvention du Conseil général.........	45.000	»
Total.............	119.000	»

Les Hospices, nous l'avons dit, consentaient à mettre immédiatement à la disposition de l'Administration départementale les terrains nécessaires pour y établir la nouvelle Maternité et ultérieurement le terrain sur lequel sera construite l'Ecole départementale d'accouchement.

Ils prenaient à leur charge le mobilier de la Maternité, qu'on estimait à 20,000 francs. Les sommes sur lesquelles on pouvait compter, pour la construction, s'élevaient à 119,000 francs, pendant que le devis de l'architecte atteignait le chiffre de 129,013 fr. 13.

L'Administration des Hospices, revenue de ses préventions défavorables et comprenant sans doute qu'elle n'aliénait nullement les terrains concédés, qu'elle deviendra, au contraire, la nue-propriétaire des nouveaux bâtiments et que ces bâtiments mettront à sa disposition les salles nécessaires pour y loger sainement, non-seulement les femmes et filles enceintes indigentes domiciliées dans les communes auxquelles elle doit l'*hospitalisation gratuite*, mais encore les pensionnaires que lui envoient les autres communes du département, et la Préfecture du Puy-de-Dôme se décida à voter une subvention de 10,013 fr. 13, qui était nécessaire pour compléter le chiffre prévu par l'architecte chargé des plans et des devis du pavillon des accouchements.

La donation faite par le docteur Nivet aux Hospices a été signée le 5 et celle destinée à la Ville le 25 février 1890.

Toutes les conditions réglementaires ayant été accomplies, M. le Préfet signa les autorisations nécessaires le 30 avril de la même année.

Le 22 mai, les Hospices ont accepté les donations du docteur Nivet et les sommes promises ont été versées par le donateur entre les mains du receveur de cette Administration, soit 24,000 francs pour la construction de la Maternité.

Le 16 juin, l'acceptation de la donation faite à la Ville a été signée par M. le Maire, et le receveur municipal a reçu du docteur Nivet la somme de 20,000 francs.

Ces dernières formalités ayant été remplies, rien ne s'opposait à ce que l'on procédât à la construction de la nouvelle Maternité.

Situation de la nouvelle Maternité ou Pavillon des Accouchements.

Le monticule de pépérite, entouré de calcaires marneux, sur lequel est bâtie la ville de Clermont, offre, près de la porte de la Cathédrale, une hauteur de 412 mètres au-dessus du niveau de la mer.

Ce monticule est encore très élevé à son extrémité méridionale, à l'endroit où l'on a construit les vastes bâtiments de l'Hôtel-Dieu.

Cet hôpital domine, du côté de l'Est, du Sud et de l'Ouest, un grand enclos et des jardins qui l'entourent et lui appartiennent. Les pentes de ces terrains, assez fortes, se terminent au boulevard Gergovia et à la route de Bordeaux.

Au delà de cette route et de ce boulevard, passe un cours d'eau qui résulte de la bifurcation de la petite rivière de la Tiretaine. Ce ruisseau, pendant qu'il longe les côtés Ouest et Sud de la Ville, prend successivement les noms de ruisseau des Tanneurs, des Salins; de Rabanesse, etc.

Du côté du Nord, l'Hôtel-Dieu est séparé de la Ville par le boulevard de la Pyramide; du côté du Nord-Est, on observe un groupe de maisons percé de rues plus ou moins étroites, parmi lesquelles se trouve celle de Meyran-des-Pradeaux, l'un des bienfaiteurs de l'Hôtel-Dieu.

Le Pavillon des Accouchements sera bâti sur la partie la plus élevée des jardins de l'Hôtel-Dieu, en bordure le long de l'avenue Vercingétorix, dont elle sera séparée par une cour de douze mètres de largeur. Au delà de cette avenue, on aperçoit le grand Jardin des Plantes, qui porte aujourd'hui le nom de son créateur et ancien directeur, Henri Lecoq.

L'édifice qui nous occupe sera au Sud-Ouest et à 55 mètres du palais des Facultés; au Sud et à 24 mètres de la maison de santé; au Sud-Est et à plus de 50 mètres du groupe de bâtiments qui forment l'Hôtel-Dieu.

Dans toutes les autres directions, il correspondra à l'enclos et aux jardins de notre grand hôpital. Plus loin, vers le Sud, s'élève la montagne de Gergovia, le village de Beaumont et le Mont-Rognon avec ses deux tours en ruine.

Dans la direction de l'Ouest, le puy de Gravenoire et des montagnes d'arkose et de granite forment le soubassement de la chaîne des monts Dômes qui borne l'horizon.

On chercherait vainement une position plus belle et une aération plus parfaite.

Le Pavillon des Accouchements aura la forme d'un carré long dont le grand diamètre, dirigé du Sud au Nord, mesurera 44 mètres ; sa largeur, au niveau de sa partie centrale, sera de 11ᵐ 65 ; au niveau des ailes elle sera de 12ᵐ65.

Cette construction sera bâtie sur des cuvages voûtés dont les murailles, arrivées à leur limite supérieure, seront couvertes d'une couche de ciment qui est destinée à empêcher l'humidité du sous-sol de pénétrer dans les murs du rez-de-chaussée.

La plupart des cuvages seront éclairés par des soupiraux. Néanmoins, celui qui correspondra à l'aile méridionale du Pavillon des Accouchements présentera une porte et deux croisées du côté du Sud et une porte, une croisée et une demi-croisée du côté du Levant.

La cour du Midi se trouvera en contre-bas de celle de l'Est, à laquelle elle sera réunie par un plan incliné gazonné et un escalier qui longera le bâtiment. Une porte basse en fer, un pilastre et un garde-fou en fonte seront placés au point de rencontre de la cour supérieure et de l'escalier. La cour inférieure du Midi, dont la largeur sera de six mètres, s'ouvrira, par une porte cochère, sur l'avenue Vercingétorix.

Description du Pavillon des Accouchements.

Le Pavillon des Accouchements se composera d'un rez-de-chaussée surélevé au-dessus de la cour ; d'un premier étage et de greniers dont le toit sera couvert en ardoise (format grand carré anglais avec crochets).

Les parties des façades qui seront au-dessous du bassoir des croisées du rez-de-chaussée seront en pierre de Volvic.

Tout le reste de ces façades sera de couleur blanche. Les pilastres d'angle, les encadrements des croisées, les cordons, les frises et les corniches seront en pierre de taille blanche ; les panneaux et autres intervalles placés entre les pierres de taille seront en maçonnerie crépie de couleur blanche. Point de briques, point d'ornements de couleur.

Du côté de la façade Est on ouvrira, au rez-de-chaussée, onze croisées et une porte ; au premier étage, douze croisées ; du côté du Sud et du Nord, les fenêtres seront au.nombre de trois à chaque étage ; ce qui fait en tout, pour ces trois façades, 35 ouvertures, qui seront protégées par des persiennes brisées qu'on logera dans l'épaisseur des tableaux. Ces persiennes seront divisées en six vantaux.

Du côté de la façade Ouest, le nombre des croisées, en y ajoutant celles de l'escalier, sera de 19 ; les persiennes correspondantes seront ordinaires.

Toutes les croisées seront à deux vantaux avec impostes ouvrantes ; elles n'auront pas de meneaux.

Leur hauteur, y compris les impostes, sera, au rez-de-chaussée, de 2^m 90 ; au premier étage, de 3 mètres ; leur largeur aux deux étages sera de 1^m 25.

La hauteur des portes simples sera de 2^m 20 ; leur largeur de 0,85.

La hauteur des portes à deux vantaux sera de 2^m 40 ; leur largeur de 1^m 40.

Le grand escalier, qui permettra de monter du rez-de-chaussée au premier étage, sera placé au milieu de la façade occidentale ; il empiétera sur les jardins ambiants ; il aura, dans œuvre, du Sud au Nord, huit mètres ; de l'Est à l'Ouest, quatre mètres et demi. Sa cage sera rectangulaire. Il comprendra 29 marches de 0^m 157 de hauteur, de 0^m 335 de largeur et de 2^m 250 de longueur. Il sera divisé en trois rampes qui seront séparées par des paliers de 2^m 15 sur 2^m 20. Il s'ouvrira directement dans les passages de l'Ouest du rez-de-chaussée et du premier étage.

Les marches seront en pierre blanche dure de Villebois.

L'escalier qui conduit dans le cuvage sera en pierre de

Volvic. Il sera fermé à sa partie inférieure par des portes' vitrées et des vitrages.

Extérieurement, les angles rentrants formés par les murs Nord et Sud de l'escalier et par celui de la façade Ouest du Pavillon seront remplis par deux petites constructions dans lesquelles seront installés, du côté du Nord, les cabinets d'aisance; du côté du Sud, les cabinets à linge sale, et l'escalier qui desservira les combles.

Les marches de ce dernier escalier seront en lave de Volvic; elles auront une hauteur de $0^m 175$, une largeur $0^m 320$ et une longueur de 1 mètre.

Les portes des salles, des passages et du grand escalier devront être assez larges pour qu'on puisse facilement y passer avec un brancard sur lequel on aura préalablement installé une femme en couche ou accouchée.

Lorsque nous nous sommes occupés de l'installation des locaux qui composent le rez-de-chaussée et le premier étage du Pavillon des Accouchements, nous avons demandé que toutes les salles s'ouvrent isolément dans les passages et ne communiquent pas entre elles, afin que si l'une d'elles vient à être infectée, on puisse la fermer, l'assainir et même la réparer sans entraver le service, qui restera établi dans les autres salles.

Distribution intérieure. — L'aile septentrionale du Pavillon des Accouchements sera traversée, au rez-de-chaussée, par un passage qui longera le mur de refend de la partie centrale du bâtiment. Ce passage communiquera, du côté du Nord, en allant de l'Ouest à l'Est, avec le parloir, la salle d'attente et le cabinet du professeur. Il aura une largeur de $2^m 50$.

L'une des portes d'entrée de ce passage, celle qui s'ouvrira du côté des jardins de l'Hôtel-Dieu, permettra d'arriver jusque dans la cour de la maison de santé et par cette voie dans le reste de l'Hôtel-Dieu.

La porte du côté opposé donnera accès dans la cour de

l'Est; il faudra descendre trois ou quatre marches pour y
arriver.

Près de la porte qui donne dans les jardins, ce passage
se continuera avec un autre couloir intérieur de deux mètres, qui longera le côté Ouest de la Maternité et séparera
les salles du bâtiment central, des jardins et de l'escalier.

On trouvera dans ce passage, en s'avançant vers le Sud,
à gauche : 1° la salle de clinique ; 2° la lingerie ; 3° la salle
des femmes enceintes.

Cette dernière salle renfermera huit lits ; elle prendra
ses jours par trois croisées sur la cour de l'Est. Son aération sera facilitée par deux autres croisées qui s'ouvriront sur le passage de l'Ouest, de chaque côté de la porte
d'entrée, qui aura deux vantaux.

Nous indiquerons plus loin les moyens qui seront em-
ployés pour rendre le séjour dans cette salle aussi salubre
que possible.

On remarque encore dans le même passage, du côté de
l'Ouest, une croisée donnant dans le jardin, la porte du
water-closet, l'escalier, le cabinet du linge sale, une seconde croisée, et du côté du Sud la salle d'examen.

Ce passage fera à cet endroit un coude à gauche qui
permettra d'arriver dans le laboratoire et dans le réfectoire des femmes enceintes. Au fond de ce dernier local
seront établis un office et un cabinet.

Au premier étage, on trouvera des dispositions analo-
gues à celles du rez-de-chaussée :

1° Dans l'aile septentrionale, le passage sera éclairé à
l'Est par une croisée donnant sur la grande cour supérieure, à l'Ouest par une seconde croisée qui s'ouvrira
dans les jardins. C'est par ce passage que l'on pénétrera
dans la chambre de la 2e sage-femme, dans la salle d'isolement et dans l'infirmerie. La salle d'isolement aura une
croisée au Nord et deux lits ; l'infirmerie aura une
croisée au Nord et deux au Levant ; on y placera quatre

lits; on trouvera au point de jonction des passages du Nord et de l'Ouest une porte qui permettra d'isoler l'infirmerie, la salle d'isolement et la chambre de la 2ᵉ sage-femme des autres salles de la Maternité.

L'infirmerie et la salle d'isolement seront munies de tous les instruments et remèdes nécessaires pour permettre de soigner convenablement des femmes malades. On trouvera par conséquent, dans le passage, un grand placard, un petit fourneau, un robinet d'eau potable avec sa cuvette munie d'un siphon, un réservoir de chasse et un vidoir également avec siphon.

Un tuyau acoustique fera communiquer la chambre de la deuxième sage-femme avec celle de la première.

Dans le cas d'épidémie de maladies infectieuses ou contagieuses, la porte qui existe au point de jonction des passages du Nord et de l'Ouest sera fermée.

Les deux sages-femmes auront seules la clef de cette porte de communication.

Dans les mêmes circonstances, la 2ᵉ sage-femme ne pourra aller dans les autres services qu'après avoir pris toutes les précautions possibles pour ne pas transmettre aux accouchées et aux femmes enceintes les maladies traitées dans l'infirmerie. Cependant elle pourra, après avoir désinfecté les matières contenues dans le seau à vidange, verser le contenu de ce vase dans les lieux d'aisance du premier étage.

Le passage de l'Ouest donnera accès, à gauche :

1° Dans un couloir qui séparera en deux parties le cabinet phéniqué et aboutira à la salle supplémentaire ; cette salle contiendra quatre lits ;

2° Au milieu, dans la chambre de la première sage-femme ;

3° Plus loin, dans la salle des accouchées, dans laquelle on pénétrera par une porte à deux vantaux, de chaque côté de laquelle se trouveront deux croisées avec impostes ouvrantes ; du côté opposé seront percées trois croisées donnant sur la cour de l'Est. On placera huit lits dans cette salle.

Le passage de l'Ouest sera éclairé, du côté du jardin, par deux croisées et au milieu par l'escalier ; il communiquera avec les water-closet et le cabinet du linge sale.

A l'extrémité Sud du passage on trouvera, en face, le cabinet des élèves.

C'est par un couloir très court qui se dirigera vers l'Est, qu'on arrivera dans le laboratoire et la salle des accouchements.

Deux lits mobiles seront installés dans cette dernière salle, qui sera éclairée par deux croisées donnant sur la cour de l'Est. Deux cabinets seront établis au fond de cette salle ; l'un d'eux sera consacré aux instruments et à la table sur laquelle ils seront étalés ; on y placera des cuvettes, des éponges, des linges, des calmants, des antiseptiques, des anesthésiques et tous les objets qui doivent toujours se trouver sous la main du chirurgien qui pratique une opération sérieuse.

Le second cabinet recevra une baignoire roulante, des irrigateurs, une collection de canules et tous les vases qui sont nécessaires pour faire des lotions, des injections, etc.

Au risque de nous répéter, nous croyons devoir donner quelques autres détails sur cette salle importante.

Le pavé sera fait avec des carreaux en grès vitrifié, de premier choix ; les murailles seront enduites avec du ciment ; les encoignures seront arrondies. On y établira un vidoir à siphon avec réservoir de chasse, un robinet d'eau potable, avec cuvette munie d'un siphon. Il faut encore ajouter une bouche de chaleur alimentée par le calorifère Michel-Péret et un poêle qui fonctionnera, si besoin est, lorsque le calorifère ne sera point allumé.

Comme le Pavillon des Accouchements recevra ses aliments tout préparés de la cuisine de l'Hôtel-Dieu (1) et

(1) Si l'on construit plus tard une Ecole départementale d'accouchement, les ali-

ses médicaments de la pharmacie du même hôpital, les laboratoires fourniront seulement de l'eau chaude pour les bains, de l'eau bouillante pour les tisanes, les lotions, etc. Leurs fourneaux serviront à réchauffer les aliments qui se seront refroidis pendant leur transport de la cuisine au Pavillon des Accouchements.

Dans les greniers seront établis des magasins, si cela est nécessaire, mais point de salles ni de dortoirs. Tout au plus pourra-t-on y construire deux petites chambres pour les veilleuses.

On ne pourra dans les cuvages introduire aucun service étranger aux femmes enceintes, en couche et accouchées.

Les dimensions et le cube d'air des salles principales du Pavillon des Accouchements ont particulièrement fixé notre attention ; nous allons résumer dans les tableaux suivants les renseignements que M. l'architecte Teillard nous a remis sur ces importantes questions.

Tableaux des dimensions des salles principales et des mètres cubes d'air qu'elles contiennent.

Rez-de-chaussée.

SALLES PRINCIPALES.	Longueur en mètres.	Largeur en mètres.	Hauteur en mètres.	MÈTRES CUBES D'AIR	
				par salle.	Par personne.
Salle d'attente.........	6m90	5m25	4m25	153m95	»
Salle de clinique.......	6.40	8.00	4.25	217.60	»
Lingerie (1)..........	3.70	8.00	4.25	125.80	»
Salle des femmes enceintes	11.00	8.00	4.25	374.00	46m75
Réfectoire............	7.70	5.48	4 25	178.00	»

ments des femmes de la Maternité seront préparés, pendant l'hiver, dans la cuisine de cet établissement.

Il en sera de même pour le blanchissage du linge ; il aura lieu depuis le 25 mars jusqu'au 15 novembre à l'Hôtel-Dieu ; pendant l'hiver, dans l'École départementale quand on l'aura construite.

Premier étage.

SALLES PRINCIPALES.	Longueur en mètres.	Largeur en mètres.	Hauteur en mètres.	MÈTRES CUBES D'AIR	
				par salle.	Par personne.
Salle d'isolement.......	6m95	3m40	4m25	100m42	50m21
Infirmerie............	6.95	5.30	4.25	146.54	36.65
Salle supplémentaire....	6.40	5.40	4.25	146.88	36.72
Salle des accouchées....	11.00	8.00	4.25	374.00	46.75
Salle d'accouchement ...	7.50	5.40	4.25	172.12	»

Nota. — Lorsque nous avons fixé les dimensions des salles du Pavillon des Accouchements, nous avons pris pour modèle l'Insel-Spital de Berne, qui est rangé parmi les hôpitaux modèles, par la Commission chargée de l'étude de la reconstruction de l'Hôtel-Dieu de Saint-Etienne.

Cet édifice a été exécuté d'après les plans de M. l'architecte Schneider. Voici les dimensions que cet architecte a données à plusieurs des salles de l'Insel-Spital : longueur, 12m 30 ; largeur, 8m 15 ; hauteur, 4m 25 (1).

Données hygiéniques.

Nous ne saurions trop insister sur les principes d'hygiène, qui doivent toujours être présents à l'esprit des personnes qui s'occupent de la construction des Maternités.

Des causes d'insalubrité existaient dans le quartier où l'on se proposait de faire bâtir le Pavillon des Accouchements ; il fallait d'abord les faire disparaître.

Ainsi, on pouvait supposer avec quelque vraisemblance

(1) Voir l'excellent Rapport du docteur Chavanis sur la reconstruction de l'Hôtel-Dieu de Saint-Etienne, an. 1889.

que les jardins de l'Hôtel-Dieu, sur lesquels on répandait des engrais dangereux et qui étaient traversés par des égouts d'une étanchéité douteuse, que des cabinets d'aisance tout à fait primitifs n'offraient pas des conditions sanitaires favorables.

Aussi le docteur Nivet a-t-il eu, tout d'abord, la pensée d'assainir l'Hôtel-Dieu et ses dépendances et spécialement le quartier où l'on doit construire le bâtiment nouveau, qui est destiné aux femmes et aux filles enceintes et accouchées. Cet assainissement des jardins, des égouts et des latrines du côté de l'Est devra être exécuté et terminé avant l'achèvement de la nouvelle Maternité.

Voici à cet égard les conditions qui ont été approuvées par le Conseil d'hygiène de Clermont et convenues avec l'Administration des Hospices : On cessera d'autoriser l'emploi, dans les jardins et dans l'enclos de l'Hôtel-Dieu, de l'engrais humain provenant des salles des malades de cet hôpital.

On changera toute la partie mauvaise de l'égout oriental, on réparera le reste ; on placera dans tous les cabinets d'aisance de l'Hôtel-Dieu des réservoirs de chasse, des cuvettes à siphon avec tuyaux d'évent ; on installera des tinettes Prangey sur le trajet des égouts de cet hôpital qui conduisent dans le ruisseau de Rabanesse les matières plus ou moins liquides qui les traversent, en attendant le jour où la Municipalité permettra qu'on déverse ces matières dans le grand égout de Gergovia.

Cet assainissement terminé, nous pourrons affirmer, sans craindre de nous tromper, que la Maternité nouvelle se trouvera, au point de vue de la position, de la ventilation et de la salubrité dans des conditions exceptionnellement favorables.

Nous arrivons à l'examen de la distribution des diverses parties du Pavillon des Accouchements.

A Clermont, les vents de l'Ouest et du Sud sont les plus fréquents et les plus forts ; aussi entraînent-ils souvent des quantités considérables de poussières lorsque l'atmosphère est sèche et chaude; cet entraînement doit aussi s'appliquer aux vapeurs et poussières qui se forment dans les salles de malades; il était naturel, d'après cela, de reléguer dans la partie septentrionale la plus élevée du nouveau bâtiment, l'infirmerie et la salle d'isolement, dans lesquelles seront traitées les maladies puerpérales contagieuses et de placer dans les régions Est et Sud les salles où doivent séjourner les femmes enceintes, en travail ou accouchées, qui sont dans des conditions normales. D'ailleurs l'exposition du Levant est à Clermont la plus agréable. En outre, la cour principale du Pavillon, qui est placée du côté de l'Est, a le privilège de recevoir l'air qui alimente ses salles, de l'avenue Vercingétorix et du grand jardin Henri Lecoq; elle ne peut pas puiser ce gaz à des sources plus pures et mieux choisies.

De l'aération et de la ventilation du Pavillon des Accouchements.

Tous les hommes instruits savent que, sous l'influence de l'acte de la respiration, l'air introduit dans la poitrine en ressort bientôt après avoir subi des modifications importantes. Ce fluide est devenu plus chaud et par conséquent plus léger; il a perdu une petite quantité de son oxygène, qui a été remplacé par de l'acide carbonique; il est plus humide, et se trouve en outre mêlé à une proportion minime de matières organiques mal définies, mais qui ont des qualités nuisibles même quand elles proviennent de personnes saines et bien portantes (BERTIN SANS).

Une odeur spéciale répugnante annonce presque toujours la présence de ces matières organiques.

On peut prévoir, d'après ce que nous venons de dire, que lorsque plusieurs personnes se trouveront réunies dans les salles, l'air cessera d'y être respirable et pourra produire l'asphyxie d'autant plus vite que les portes et les croisées du dortoir seront mieux fermées, que les individus qui les habiteront seront plus nombreux, que le cube d'air qui les entourera sera plus restreint.

Lorsque l'aération et la ventilation sont seulement incomplètes, l'air, privé d'une partie de son oxygène normal et contenant de l'acide carbonique et une trop grande quantité de vapeur d'eau, ne peut plus suffire aux besoins de l'hématose et il peut déterminer des anémies, des hydroémies et un état de faiblesse et même de lymphatisme qui peuvent, quand leur action est longtemps répétée, altérer profondément la constitution des personnes qui y sont soumises, surtout quand elles sont déjà affaiblies.

Les matières organiques contenues dans l'air respiré par des individus sains ne produisent pas des maladies spéciales, mais on peut affirmer que, mélangées avec un air incomplètement oxygéné et chargé d'une trop grande quantité de vapeur d'eau et d'acide carbonique, elles créent chez les habitants des dortoirs et des salles la réceptivité ou prédisposition aux maladies fébriles infectieuses et contagieuses. Cette opinion, qui est généralement admise, nous paraît établie sur des faits nombreux et incontestables.

Citons un exemple : Pendant l'automne de l'année 1886, une épidémie sérieuse de fièvres typhoïdes a régné à Clermont ; elle a duré quatre mois (septembre, octobre, novembre et décembre).

Les habitants de cette ville âgés de 20 à 30 ans (âges des militaires), dont beaucoup étaient mal nourris et mal couchés, fournirent un décès par 331 à 332 individus.

Les militaires, qui sont réunis en grand nombre dans des chambres-dortoirs dont la ventilation est très imparfaite et dont les lieux d'aisance sont par trop primitifs, ont compté un décès sur 83 ou 84 soldats.

Les internes du grand Lycée, qui sont couchés en trop grand nombre dans des dortoirs mal ventilés, ont présenté une mortalité de 1 sur 42 ou 43 élèves.

On a proposé, pour combattre cette viciation de l'air des salles et des dortoirs, d'augmenter le cube d'air qui entoure leurs habitants. On leur accordait autrefois 20 à 25 mètres cubes d'air par individu ; aujourd'hui, on demande que cette quantité soit portée à 30 ou 40 mètres cubes.

Ce procédé est tout à fait insuffisant ; en agissant ainsi on ne diminue nullement la cause de la viciation de l'air, mais en augmentant sa masse on retarde le moment où le gaz atmosphérique deviendra toxique ; on ne guérit pas le mal, on en retarde les effets.

Avant de parler de la ventilation des salles, nous devons insister sur quelques-uns des renseignements que nous avons déjà donnés.

L'air respiré qui sort de la poitrine présente, ainsi que l'acide carbonique dont il est mêlé, une température plus élevée que celle de l'air ambiant ; aussi gagne-t-il les parties les plus hautes de la salle et va-t-il se placer sous le plafond. Ce fait a été admis comme exact par tous les chimistes, les expérimentateurs et les hygiénistes qui se sont occupés de cette question.

Beaucoup d'hygiénistes attachent une grande importance à la ventilation par les croisées ; pour nous, c'est un moyen complémentaire d'aération qu'on ne doit point négliger, mais qu'on doit surveiller avec soin. Il faut en effet, pendant qu'on en fait usage, veiller à ce que les femmes qui sont restées dans leurs lits ne soient point exposées à l'action des courants d'air froids occasionnés par l'ouverture des portes ou croisées qui sont aux deux extrémités des salles.

Il ne faut pas faire de bien longues réflexions pour comprendre que le renouvellement de l'air des salles, obtenu à l'aide des croisées et des cheminées ordinaires est insuffisant ; il ne débarrasse que lentement et incomplètement les salles des gaz les plus viciés qui sont accumulés sous les plafonds.

Si même le tirage des cheminées à feu était assez puissant pour attirer activement les couches supérieures de l'air, il aurait l'inconvénient de faire descendre la partie la plus altérée du gaz atmosphérique de la salle sur les personnes qui seraient dans leur lit ou assises à côté.

D'ailleurs l'aération par les croisées est passagère et la viciation de l'air se produit incessamment.

La ventilation de bas en haut, que Wason, Bertin-Sans et Arnould ont conseillée, après l'avoir étudiée avec beaucoup de soin, est sans contredit la plus efficace ; elle exige la présence : 1° de cheminées d'expulsion recevant l'air à la partie supérieure de l'appartement et s'ouvrant au-dessus des toits ; 2° de ventouses d'introduction de l'air de renouvellement, puisant ce gaz dans les jardins, les places, les cours, les rues où l'on a l'espérance de le trouver pur et suffisamment oxygéné.

Les ouvertures inférieures des cheminées d'aération devront se trouver immédiatement au-dessous des plafonds, afin qu'elles correspondent à la couche d'air la plus dangereuse ; elles traverseront les greniers pour arriver jusqu'au-dessus des toits, endroit où elles laisseront échapper les mélanges de gaz nuisibles qui les parcourent. Leur diamètre, pour les petites salles de 6 à 10 lits, doit être de 20 à 23 centimètres de section. Ces cheminées, comme celles qui dépendent de nos foyers, sont exposées aux refoulements pendant la durée des tempêtes ou quand le vent souffle avec violence ; il est donc important d'augmenter, autant que possible, la force d'ascension de la colonne d'air qui les traverse, afin d'empêcher ou au moins de modérer les refoulements.

A l'École normale des filles, M. l'architecte Camus a utilisé, pour obtenir ce résultat, la chaleur produite par la combustion du gaz d'éclairage ; les becs sont couverts avec des chapeaux en tôle qui communiquant avec des tubes également en tôle conduisent l'air chauffé dans la cheminée d'aération la plus voisine.

Au-dessus des toits on place à la partie supérieure des cheminées d'aération des capotes-girouettes, des capotes à double chapeau ou tout autre appareil équivalent.

Une bouche ou ventouse à grille qu'on peut fermer et ouvrir à volonté, placée au niveau de l'ouverture inférieure de la cheminée, permettra, dans les cas d'ouragan, de suspendre la marche de la colonne d'air jusqu'au moment où les courants atmosphériques se seront modérés. Cette bouche sera placée entre les deux rangées des lits.

On peut encore établir, à la partie inférieure des cheminées d'aération, une soupape qui laissera sortir l'air impur hors de l'appartement, mais empêchera son retour dans ledit appartement, quand les refoulements atmosphériques se produiront.

A l'Hôtel-Dieu, les ventouses destinées à introduire l'air de renouvellement dans les salles prendront ce gaz dans la cour de l'Est ou dans celle du Nord. Une grille en métal fermera l'ouverture extérieure de ces ventouses; une cloison en toile métallique servira à tamiser l'air et une bouche ou ventouse à soufflet, placée au niveau ou au-dessus des plinthes, laissera pénétrer le fluide aérien en le rabattant de manière à diminuer sa vitesse. Il faut éviter en effet qu'un courant direct s'établisse entre l'ouverture d'entrée de l'air par les ventouses et la sortie de ce gaz par la cheminée d'aération. On doit, en un mot, obtenir que, pendant la sortie de l'air vicié qui s'échappe incessamment par les cheminées d'aération, les couches inférieures et moyennes de ce gaz montent lentement et soient remplacées par l'air qui arrive par les ventouses avec une certaine lenteur.

Des cheminées et des ventouses d'aération seront placées dans toutes les salles où coucheront les femmes enceintes et accouchées, afin que l'air de ces salles se renouvelle sans cesse, la nuit comme le jour. Ces salles sont celles des femmes enceintes, des accouchées, la salle sup-

plémentaire, celle de l'infirmerie et la salle d'isolement.
La même disposition doit être établie dans celle des accouchements.

Du chauffage et de l'éclairage du Pavillon des Accouchements.

Le Pavillon des Accouchements sera chauffé par le calorifère Michel Péret ; cet appareil sera installé dans le cuvage et prendra son air d'alimentation dans la cour de l'Est. Il enverra des bouches de chaleur dans les salles d'attente, de clinique, des femmes enceintes, des femmes accouchées ; dans la salle d'accouchement, la salle supplémentaire, l'infirmerie, la salle d'isolement, les passages, l'escalier et le réfectoire.

Mais comme cet appareil n'est pas toujours allumé à l'époque des premiers froids et qu'il est indispensable, ainsi que le fait remarquer M. le chirurgien Terrier, de pouvoir chauffer rapidement les salles où l'on doit pratiquer des opérations urgentes et graves, nous demandons qu'un poêle soit établi dans la salle d'accouchement. On cessera de l'allumer quand le calorifère Michel Péret fonctionnera.

L'Administration des Hospices a décidé que le nouvel édifice sera éclairé au gaz hydrogène carboné.

Les becs de gaz seront séparés des salles-dortoirs par une vitre dépolie dormante ; les robinets seront dans les passages, les becs seront couverts d'un chapeau que surmontera supérieurement un tube en tôle destiné à conduire, ainsi que nous l'avons déjà dit, l'air chaud dans les cheminées d'aération les plus voisines.

Un bec de gaz mobile et bien éclairant sera placé dans la salle d'accouchement.

Des enduits et des carrelages des salles principales et des passages. — Des escaliers.

Le choix des matériaux qui formeront les enduits des salles-dortoirs a une grande importance ; il faut qu'ils soient imperméables et puissent être lavés sans inconvénient ; il faut encore qu'ils résistent à l'action quelquefois corrosive de certains antiseptiques. Une couche épaisse de bon ciment permettra d'obtenir ces utiles résultats. Les plinthes placées à la partie inférieure des murailles devront être également en ciment.

La dureté des carrelages a aussi une grande importance ; s'ils sont peu durs, ils se laisseront user par les pieds des lits en fer et donneront naissance à des poussières qui pourront devenir pathogènes dans certaines circonstances qu'on ne peut pas toujours empêcher de se produire.

Afin d'éviter ces inconvénients, il a été convenu avec l'Administration des Hospices que les carrelages seront faits avec des carreaux de grès vitrifié, de premier choix.

On devra également éviter les nids à poussières, ce qu'on obtiendra en arrondissant les encoignures formées par la rencontre des parois de la salle entre elles et avec les plafonds.

Il serait bien que les plafonds fussent en ciment ; mais en admettant qu'ils soient en plâtre, on aura la ressource de les laver, moyennant une dépense minime, avec un lait de chaux caustique qui suffira pour les assainir quand leur salubrité sera mise en suspicion.

Ces diverses précautions devront être prises dans les salles des femmes enceintes, des accouchées, dans la salle supplémentaire, l'infirmerie, la salle d'isolement et la salle des accouchements.

Des planchers en chêne seront posés dans la salle d'attente, le cabinet du professeur, la salle de clinique, la lingerie, les chambres de sages-femmes. Les enduits des murailles dans ces salles seront en ciment.

Les autres pièces et passages non compris dans cette énumération seront pavés avec du ciment et enduits avec la même substance ; les enduits de l'escalier seront également préparés avec du ciment.

Eau potable, Réservoir. — Water-closet, Tinettes Prangey.

Un réservoir en tôle émaillée, contenant trois mètres cubes d'eau de fontaine, sera installé dans le grenier, il sera couvert ; le robinet qui permettra l'entrée de l'eau se fermera automatiquement quand le réservoir sera plein. Ce grand bassin alimentera les réservoirs de chasse et les baignoires.

Quatre tuyaux seront embranchés sur les tuyaux d'arrivée de l'eau de la Ville ; ils se termineront par quatre robinets qui seront établis : le premier dans le passage de l'Ouest du rez-de-chaussée, à côté de la salle d'examen ; le second au premier étage, entre la salle des accouchées et le laboratoire ; le troisième dans le passage de l'infirmerie ; le quatrième dans la salle des accouchements.

On mettra au-dessous d'eux des cuvettes et des tuyaux de descente avec siphon, car ces tuyaux s'ouvriront dans le nouvel égout oriental.

Des vidoirs avec réservoirs de chasse et siphon seront placés dans la salle des accouchements et dans le passage de l'infirmerie.

Des water-closet seront installés au premier étage et au rez-de-chaussée, au Nord et à côté de l'escalier. On trouvera dans chacun d'eux des réservoirs de chasse, un vidoir avec siphon, deux sièges avec cuvettes à siphon et des tuyaux d'évent. Ces derniers ne recevront pas les eaux des toits, qui pourraient gêner l'ascension des gaz lorsque les pluies sont abondantes.

Deux tinettes Prangey seront placées dans un caveau situé au niveau des cuvages. La tinette en fonction recevra l'extrémité inférieure du tuyau de descente ; le tuyau qui partira de son ouverture inférieure conduira les matières qu'il recevra dans l'égout oriental, dont il sera séparé par un siphon Doulton. Le caveau où se trouvera la tinette devra être bien ventilé (1).

État actuel des travaux de construction.

Le Pavillon des Accouchements, commencé au mois d'août 1890, a été exécuté conformément aux conventions faites et aux plans approuvés par l'Administration des Hospices et par le docteur Nivet, à la même époque.

Les murs des cuvages sont en pierre de taille de Volvic jusqu'aux bassoirs des croisées du rez-de-chaussée ; les voûtes des cuvages de l'aile Nord et du bâtiment central sont en béton.

C'est une voûte-canne en fer et en ciment qui, dans l'aile méridionale, sépare le rez-de-chaussée du cuvage.

Dans toute l'étendue des façades qui s'élèvent au-dessus des bassoires des croisées du rez-de-chaussée, les pilastres d'angles, les encadrements des croisées, les cordons, les frises et les corniches sont en pierre de taille blanche ; les trumeaux et autres parties laissées vacantes par les pierres de taille seront en maçonnerie de mortier et de moëllons.

Les murs du bâtiment principal sont très avancés, ceux de l'escalier sont en retard.

Le solivage inférieur du premier étage est en place ; les

(1) *Règle générale* : Tous les tuyaux de descente qui viennent des cuvettes ou des vidoirs établis dans les salles, les passages ou les water-closet devront être séparés de l'égout où ils se rendent par un siphon, afin d'empêcher les gaz et vapeurs que contiennent ces derniers, de refluer dans la Maternité et ses dépendances.

murs de l'aile Nord sont achevés, on pose les corniches ; les murs du corps du bâtiment et de l'aile méridionale ont marché un peu moins vite.

L'entrepreneur affirme que moins d'un mois de beau temps suffira pour lui permettre d'achever le gros œuvre de la maçonnerie.

Clermont-Ferrand, 30 décembre 1890.

NOTE ADDITIONNELLE

La première adjudication des travaux de construction du Pavillon des Accouchements, qui devait avoir lieu le 27 juin 1890, fut ajournée. On profita de cette circonstance pour rectifier, dans le devis, quelques chiffres inexacts et ajouter des modifications utiles qui avaient été tardivement décidées. Ces changements entraînèrent une augmentation de dépense qui s'élevait à la somme de 13,199 francs. Ce devis supplémentaire fut approuvé au bout de peu de jours par les Administrations hospitalière et préfectorale et l'adjudication définitive eut lieu le 11 juillet 1890 ; les travaux de fouille et de maçonnerie furent commencés au mois d'août de la même année.

Il avait été convenu que le Pavillon des Accouchements serait construit dans la partie la plus haute des jardins de l'Hôtel-Dieu, en bordure et à 12 mètres de l'avenue Vercingétorix. Les fondements furent commencés conformément aux projets déjà approuvés.

Le bâtiment devait se composer, ainsi que nous l'avons déjà dit, de cuvages, d'un rez-de-chaussée surélevé au-dessus des cours, d'un premier étage et de greniers ; ces projets furent maintenus.

Les façades devaient être construites et les salles distribuées d'après les dessins présentés par l'architecte Teillard et signés par le docteur Nivet et le Vice-Président de l'Administration des Hospices.

Néanmoins quelques questions restaient indécises. Les membres de la Commission chargée d'étudier les plans et devis du nouvel édifice n'étaient pas complètement d'accord, les uns demandaient que l'architecture du Pavillon des Accouchements fût simple, sévère, sans ornement de couleur ; les autres préféraient le style moderne où la brique devait être mêlée à la pierre blanche. La toiture devait être faite avec des tuiles de Bourgogne.

L'Administration des Hospices, effrayée de l'augmentation de dépenses que devait entraîner l'application du premier projet, hésitait. Le docteur Nivet fit cesser ses hésitations en lui offrant une nouvelle donation qui pouvait s'élever à la somme de 12,600 francs si cette Administration exécutait consciencieusement les obligations que l'acte de donation devait lui imposer (1). Cette somme représentait à peu près l'excédant de dépenses que l'on redoutait.

Cette donation fut provisoirement acceptée le 4 septembre 1890.

Conventions obligatoires. — Nous allons reproduire aussi succinctement que possible les propositions et conditions renfermées dans cet acte important qui comprend une série de donations conditionnelles :

1º Une couche de ciment sera appliquée au point de jonction des murs des cuvages et de ceux du rez-de-chaussée [600 francs] (2) ;

2º Les murs des cuvages jusqu'au bassoir des croisées du rez-de-chaussée seront en pierre de Volvic, tout le reste des façades sera en pierre blanche et en maçonnerie de moëllons avec crépi blanc sans briques ni ornements de couleur.

Les distributions des salles seront faites d'après les plans de M. l'architecte Teillard, signés par le docteur Nivet et le Vice-Président de l'Administration des Hospices.

(1) Si cette donation ne peut pas être acceptée avant la mort du docteur Nivet, un codicille testamentaire signé par lui, la validera.

(2) Les chiffres placés entre deux parenthèses indiquent la somme promise pour cha‧ que donation partielle.

Les croisées seront à deux vantaux sans meneaux, avec impostes ouvrantes ; les portes seront assez grandes pour laisser passer des brancards (5,000 francs) ;

3° Toutes les croisées du Pavillon seront munies de persiennes ; celles des façades du Sud, de l'Est et du Nord seront brisées et logées dans l'épaisseur des tableaux. Les persiennes de la façade Ouest seront ordinaires (500 francs) ;

4° Les services de la Maternité seront installés au rez-de-chaussée et au premier étage ; il n'y aura ni salles, ni dortoirs mais seulement des magasins et deux chambres de veilleuses dans les greniers. La toiture sera en ardoise et la partie des cheminées faisant relief au-dessus des toits sera en pierre blanche (2,500 francs) ;

5° Les carrelages de la salle des accouchements et des salles-dortoirs, seront faits avec des carreaux en grès vitrifié de premier choix ; les enduits des murailles de ces mêmes salles et ceux des passages et de l'escalier seront en ciment ; les encoignures seront arrondies ; les plinthes seront également en ciment (500 francs) ;

6° Des ventouses d'aération seront établies près des plinthes des soubassements des croisées, et des cheminées de ventilation, s'ouvrant à leur partie inférieure près des plafonds et montant au-dessus des toits, serviront à aérer les mêmes salles ; ces cheminées seront surmontées de capotes-girouettes, de capotes à deux chapeaux ou de tout autre appareil équivalant (800 francs) ;

7° Le Pavillon des Accouchements sera chauffé par un calorifère Michel Peret dont les tuyaux et les bouches de chaleur s'ouvriront dans les salles des accouchements, des accouchées, de l'infirmerie, dans la salle d'isolement, dans la salle supplémentaire, dans la salle des femmes enceintes, dans le réfectoire, la salle de clinique, la salle d'attente, les passages et l'escalier principal.

Un vitrage séparera ce dernier escalier du cuvage (1,500 francs) ;

8° Un réservoir en tôle émaillée contenant 3,000 litres d'eau, sera installé dans le grenier, il alimentera les baignoires et les réservoirs de chasse; quatre tuyaux de conduites terminés par des robinets seront embranchés sur les tuyaux d'arrivée de l'eau de la ville, ils s'ouvriront dans la salle d'accouchement, dans le passage du premier étage, dans le passage de l'infirmerie et dans le passage du rez-de-chaussée à côté de la salle d'examen. Au-dessous des robinets seront établies des cuvettes avec siphon (500 francs);

Des cabinets d'aisance seront installés au rez-de-chaussée et au premier étage, ils contiendront un vidoir avec siphon, deux sièges avec cuvette à siphon, des réservoirs de chasse et un tuyau d'évent;

9° La cour du Sud, dont le sol sera à 15 ou 20 centimètres en contre-bas du palier de la porte du cuvage, sera établie le long de la façade méridionale du Pavillon des Accouchements, elle aura une largeur d'au moins six mètres. La façade Sud de ce pavillon sera percée d'une porte et de deux croisées. La cour du Sud communiquera avec l'avenue Vercingétorix par une porte cochère. Du côté de la façade Est de l'aile méridionale du Pavillon des Accouchements, on ouvrira une porte, une croisée et une demi-croisée.

La cour supérieure de l'Est dont le niveau sera un peu en contre-bas de la porte d'entrée du rez-de-chaussée du pavillon, aura une pente faible. Au niveau de l'angle Nord-Est de l'aile méridionale du bâtiment, on construira à une distance d'un mètre dix centimètres de cet angle un pilastre en pierre de taille d'environ un mètre de hauteur; entre l'angle Nord-Est et ce pilastre sera établie une porte basse tombante en fer; du côté opposé du pilastre partira un garde-fou en fer ou en fonte, qui s'arrêtera à la muraille de clôture de l'avenue Vercingétorix.

Au-dessous de la porte de fer on placera un escalier extérieur en pierre de taille qui conduira dans la cour inférieure. Au-dessous du garde-fou un plan incliné gazonné réunira la cour supérieure de l'Est à la cour basse du Midi (1).

Le nivellement des cours et les autres travaux prévus par la présente donation, devront être achevés avant que le Pavillon des Accouchements soit livré aux femmes enceintes, en couche et accouchées qui doivent l'occuper [700 francs] (2).

Nombre des lits du Pavillon des Accouchements.

L'un des administrateurs a émis la crainte que le nouvel édifice devienne bientôt insuffisant. Nous ne le croyons pas.

Récemment encore et depuis bien des années le service des accouchements se composait de 12 lits; dans le pavillon que l'on construit le nombre des lits sera de 26, sans compter ceux de la salle des accouchements et ceux des chambres des sages-femmes. Ces lits seront distribués ainsi qu'il suit :

1° Salle des femmes enceintes..........	8 lits.
2° Salle des femmes accouchées........	8 —
3° Salle supplémentaire..	4 —
4° Salle d'isolement...................	2 —
5° Salle de l'infirmerie.................	4 —
Total.........	26 lits.

Si ce nombre de lits devient insuffisant, on pourra transformer le réfectoire en une salle supplémentaire de six lits dans laquelle seront reçues des femmes enceintes.

Le réfectoire sera, dans ce cas, transporté dans le cu-

(1) Voir pour l'ensemble et les détails de la construction du Pavillon des Accouchements la description que nous en avons faite dans la seconde partie de ce rapport.

(2) Toutes les propositions relatives à la salubrité qui sont renfermées dans cette donation ont été soumises à l'examen et à l'approbation du Conseil d'hygiène de Clermont le 18 septembre 1890.

vage du Sud qu'il sera facile de protéger contre l'humidité.

Cette transformation peu dispendieuse portera le nombre total des lits disponibles à 32.

Nous devons en terminant ces utiles renseignements, indiquer les ressources qui permettront à l'Administration des Hospices de faire face à la plus grande partie des dépenses que nécessitera la construction du Pavillon des Accouchements, elles ont comme les plans et les devis subi quelques modifications que nous avons déjà exposées et que nous allons compléter.

Construction du Pavillon des Accouchements.

Tableau des dépenses prévues. — Devis, Donations, Subventions.

1° Devis primitif de l'Architecte........ 129.013ᶠ 13

2° Devis supplémentaire autorisé le 25 juin 1890..................................... 13.199 86

Total......... 142.212 99

1° Première donation aux Hospices de 24,000 francs signée par le docteur Nivet le 5 février et acceptée par les Hospices le 23 mai 1890..................................... 24.000 »

2° Donation à la Ville de 20,000 francs pour le même pavillon, faite par le docteur Nivet le 25 février et acceptée par la Ville le 16 juin 1890..................................... 20.000 »

3° Subvention du Conseil municipal..... 30.000 »

4° Subvention du Conseil général....... 45.000 »

5° Première subvention des Hospices... 10.013 13

6° Devis supplémentaire à la charge des Hospices..................................... 13.199 86

Total......... 142.212 99

Le mobilier du Pavillon des Accouchements sera à la charge des Hospices, il coûtera environ 20,000 francs.

Le docteur Nivet fera aux Hospices sous certaines conditions, une nouvelle donation de 12,600 francs (1), pour concourir à la construction du Pavillon des Accouchements et de ses accessoires.

(1) Les Hospices et la Ville de Clermont paieront au docteur Nivet le revenu viager des sommes par lui données à raison de quatre pour cent par an.

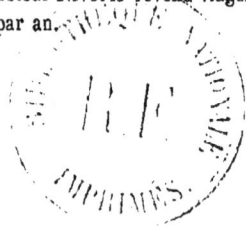

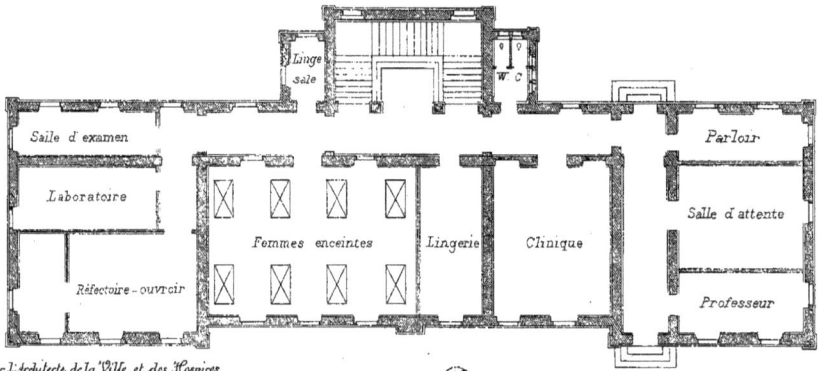

PAVILLON DES ACCOUCHEMENTS
MATERNITÉ
Plan du Rez-de-Chaussée

Linge sale

W.C.

Salle d'examen

Laboratoire

Réfectoire-ouvroir

Femmes enceintes

Lingerie

Clinique

Parloir

Salle d'attente

Professeur

Dressé par l'Architecte de la Ville et des Hospices
soussigné
Clermont Fd le 10 Août 1890.

Echelle de 0.004 p.m.

PAVILLON DES ACCOUCHEMENTS

MATERNITÉ

Plan du 1er Étage

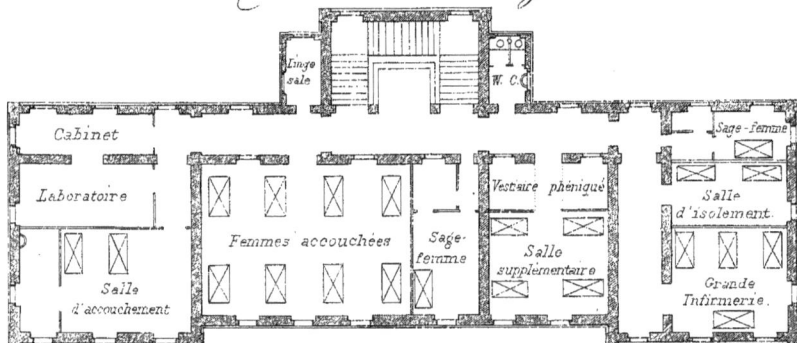

Linge
sale

W. C.

Cabinet

Laboratoire

Salle
d'accouchement

Femmes accouchées

Sage-
femme

Vestiaire phénique

Salle
supplémentaire

Sage-femme

Salle
d'isolement

Grande
Infirmerie.

Dressé par l'Architecte de la Ville
et des Hospices soussigné
Clermont-Fd le 10 Août 1890

Echelle de 0.004 p² 1 M

PAVILLON DES ACCOUCHEMENTS

MATERNITÉ

Façade principale Est.

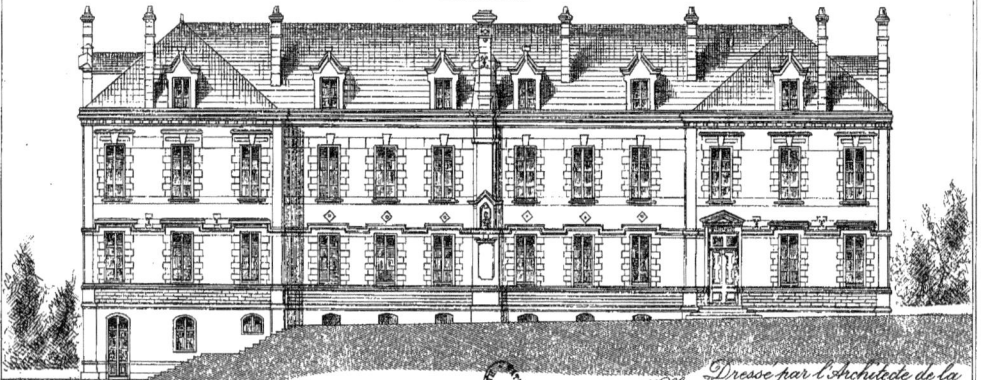

Echelle de 0.004 p.m.

Dressé par l'Architecte de la
Ville et des Hospices, soussigné.
Clermont Fd, le 10 Août 1890.
Guillard

TABLE DES MATIÈRES

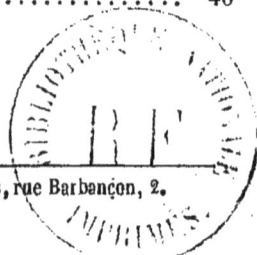

Clermont-Ferrand, typographie et lithographie G. Mont-Louis, rue Barbançon, 2.